DU

FUCUS VESICULOSUS

(CHÈNE MARIN, LAITUE MARINE);

DE SES PROPRIÉTÉS FONDANTES

ET DE SON EMPLOI

CONTRE L'OBÉSITÉ, ETC

Paris. — Typographie de Henri Plon, imprimeur de l'Empereur, 8, rue Garancière.

DU

FUCUS VESICULOSUS

(CHÊNE MARIN, LAITUE MARINE);

DE SES PROPRIÉTÉS FONDANTES

ET

DE SON EMPLOI CONTRE L'OBÉSITÉ, etc.

PAR L. V. DUCHESNE DUPARC,

PROFESSEUR DE CLINIQUE DES MALADIES DE LA PEAU,
CHEVALIER DE LA LÉGION D'HONNEUR,
ANCIEN INTERNE D'ALIBERT A L'HOPITAL SAINT-LOUIS,
MEMBRE DE PLUSIEURS SOCIÉTÉS SAVANTES, ETC.

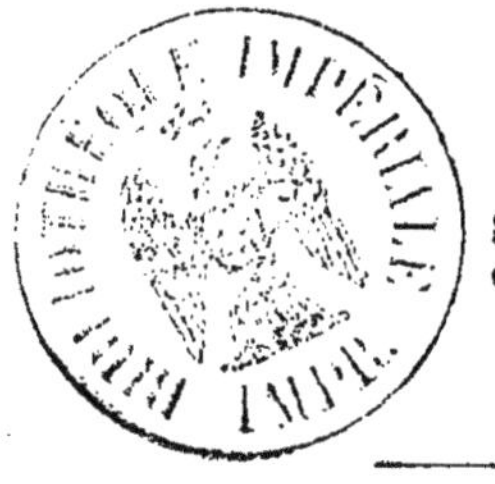

« Est-il possible de diminuer la prédominance graisseuse sans compromettre l'équilibre des principales fonctions organiques? »

L'AUTEUR.

PARIS

J. B. BAILLIÈRE ET FILS,

LIBRAIRES DE L'ACADÉMIE IMPÉRIALE DE MÉDECINE,
RUE HAUTEFEUILLE, 19.

LONDRES	NEW-YORK
HIPPOLYTE BAILLIÈRE,	BAILLIÈRE BROTHERS,
219, REGENT-STREET.	440, BROADWAY.

MADRID

C. BAILLY-BAILLIÈRE, PLAZA DEL PRINCIPE ALFONSO, 16

—

1862

DU

FUCUS VESICULOSUS

(CHÊNE MARIN, LAITUE MARINE);

DE SES PROPRIÉTÉS FONDANTES

ET DE SON EMPLOI

CONTRE L'OBÉSITÉ, ETC.

Les faits consignés dans ce travail m'ont paru offrir, dès le début, un piquant intérêt de nouveauté et un degré d'utilité pratique suffisant pour en faire le sujet d'une double communication académique. Mon but, en agissant ainsi, était de provoquer dans le corps médical une légitime curiosité, et d'engager mes honorables confrères à soumettre à des expériences comparatives les différentes propositions que je vais énoncer.

Cet appel à l'attention des observateurs me paraît le plus sûr moyen de faciliter la réunion des éléments propres à mettre en évidence l'exactitude de cette proposition : *Est-il possible de diminuer la prédominance graisseuse sans compromettre l'équilibre des principales fonctions organiques ?*

J'ai dit comment j'avais été amené à faire usage du *fucus vesiculosus* : cette plante m'avait été signalée dans une réunion scientifique (avril 1857) comme un puissant moyen de combattre le *psoriasis* invétéré ; ce fut donc à des personnes affectées de dartres squameuses ou furfuracées que je le prescrivis d'abord. Je m'empresse d'ajouter que ces essais ne furent pas heureux ; aucun des psoriasiques auxquels j'ai fait prendre le *fucus* n'a obtenu dans son affection de la peau la plus légère amélioration ; mais cet insuccès fut compensé par un phénomène assez remarquable : tous ceux qui en avaient fait usage accusèrent un amaigrissement plus ou moins prononcé ; ce résultat avait été constant, parfois assez rapide, toujours exempt de malaise, sans trouble aucun des fonctions digestives, et seulement accompagné d'urines plus abondantes, à la surface desquelles se formait une couche blanchâtre et d'apparence nacrée.

Plusieurs malades surchargés d'embonpoint ayant obtenu un allégement et un bien-être incontestables, je continuai de prescrire le *fucus*, non plus comme un anti-herpétique à propriétés négatives ou du moins fort douteuses, mais à titre de nouvel agent thérapeutique, possédant le singulier privilége d'activer les facultés absorbantes des cellules graisseuses, et d'agir comme fondant et résolutif.

Ce fut donc, en définitive, dans l'espoir de trouver un remède utile contre l'*obésité* que je continuai mes essais, et je crois pouvoir conclure, dès aujourd'hui, d'un certain nombre de faits, que le praticien trouvera dans cette plante un dissolvant d'une énergie manifeste.

Avant de mettre ces faits sous les yeux du lecteur, je crois utile d'exposer quelques considérations générales sur l'obésité, de faire connaître les caractères botaniques et chimico-organiques du *fucus vesiculosus*, les différentes formes médicamenteuses sous lesquelles on peut l'administrer, enfin son action sur l'organisme.

1° DE L'OBÉSITÉ.

Nous ne considérons pas comme appartenant à l'obésité ce degré modéré d'embonpoint qui souvent ajoute à la grâce des formes et donne plus de souplesse et d'aisance aux mouvements ; nous n'appliquons cette qualification qu'à la véritable pléthore adipeuse, qui devient un fardeau pénible pour ceux qu'elle affecte, et dont le poids se fait surtout sentir à l'époque des grandes chaleurs.

Ici se présente une série de problèmes qu'il serait sans aucun doute fort intéressant de résoudre, mais sur lesquels la science est loin encore d'avoir dit son dernier mot. Quelle est l'origine de la graisse ? quel rôle cette substance joue-t-elle dans l'économie ? à quel degré l'embonpoint cède-t-il la place à l'obésité et doit-il être considéré comme une maladie? La réponse à ces différentes questions est difficile, même faite d'une manière générale ou approximative.

Le tissu graisseux, qui est un des éléments constitutifs du corps, et qu'on trouve seulement dans les espèces pourvues d'organes spéciaux pour la respiration et la circulation, est-il simplement exhalé par les veines, ou, comme l'affirment certains anatomistes modernes, le produit d'une sécrétion opérée par des organes particuliers qui, en raison de leur petitesse, échappent à l'observation? Ce que noùs savons, c'est qu'il s'amasse et se condense dans les aréoles du tissu cellulaire, qu'il contribue par sa présence à la régularité des formes extérieures, qu'il facilite le jeu de certains organes, en garantit d'autres contre l'impression trop vive des corps étrangers, et que, bien qu'il possède peu de propriétés alibiles, il peut, dans certains cas, retarder les effets pernicieux d'une abstinence trop prolongée.

Nous pouvons ajouter que, par sa composition chimique, il doit exercer une certaine influence sur les fonctions de la respiration et de la circulation, et que dans les cas où sa production est largement modifiée, il peut résulter pour l'économie des conditions morbides souvent plus graves que celles qui naissent de la gêne mécanique occasionnée par l'accumulation de la graisse.

Il serait difficile de préciser, même d'une manière générale, à quel degré le développement de l'embonpoint peut être considéré comme une maladie : dans un homme adulte et bien conformé, on estime que la graisse fait environ le vingtième du poids total ; mais qui ne sait que dans une foule de cas ce rapport n'existe plus, sans que la santé en paraisse en aucune façon altérée? Ce n'est, en réalité, qu'après que certaines fonctions sont gênées dans leur exercice que l'embonpoint doit être accepté comme un état morbide, et encore, tant que cette gêne est supportable, est-on généralement porté à prendre pour un excès de santé la surabondance du tissu graisseux. Aussi ne sommes-nous le plus souvent consultés que lorsque l'obésité a fait des progrès tels que toutes les fonctions sont plus ou moins compromises, et quelquefois même lorsque certaines affections organiques se sont déjà développées.

Parmi les caractères de l'obésité, quelques-uns sont si apparents qu'il suffit de les indiquer : l'aspect extérieur du corps est modifié, l'harmonie des formes n'existe plus, la surabondance de la graisse, en augmentant le volume et le poids des organes, rend difficile la plupart des mouvements partiels et généraux; les articulations sont gênées; la progression ne peut s'exécuter sans fatigue; et comme cette surcharge graisseuse se produit à l'intérieur en même temps qu'au dehors, les organes des cavités splanchniques éprouvent dans l'accomplissement de leurs fonctions des difficultés que la marche du temps ne fera qu'accroître. Les vaisseaux comprimés ne laissent circuler qu'avec peine le liquide qui doit vivifier l'organisme; les poumons ne jouissent plus que d'une expansion limitée. Il est facile de comprendre quelles conséquences fâcheuses doivent résulter de l'exercice incomplet de deux fonctions aussi importantes que la circulation et la respiration, qui tiennent sous leur dépendance toutes les autres fonctions. La teinte foncée du visage annonce la stase du sang et offre les apparences de la constitution dite apoplectique; les membres inférieurs s'œdématient; les palpitations de cœur, les étouffements, surviennent après les moindres mouvements, et condamnent le malheureux atteint d'obésité à une existence qui ne peut que favoriser la marche de son infirmité.

L'innervation participe également aux troubles fonctionnels des autres appareils, la sensibilité s'émousse, l'intelligence perd son activité; une somnolence presque continuelle enlève au malheureux obèse jusqu'à la volonté de secouer une torpeur qui peut devenir mortelle.

Ces divers accidents tiennent à la présence même de la graisse développée outre mesure : il est facile de comprendre qu'un pareil obstacle au libre exercice de fonctions importantes doit bientôt altérer la structure même des organes, et l'on ne peut s'étonner de voir la plupart des personnes atteintes d'obésité succomber à des affections organiques.

Il faut encore admettre que l'obésité favorise d'une manière notable la formation des hernies, surtout de la hernie ombilicale, et que la distension de la peau, devenant une cause continuelle d'irritation, peut contribuer au développement de la plupart des maladies cutanées.

Relativement aux causes de l'obésité, la science nous laisse dans un état de vague et d'incertitude presque complet. Nous la voyons survenir et se développer au milieu des conditions hygiéniques les plus opposées : aussi, sous le rapport *étiologique*, nous trouvons-nous le plus souvent réduits à supposer une prédisposition particulière qui se rencontre le plus ordinairement chez les sujets d'un tempérament lymphatique.

Un état morbide qui se complique journellement d'accidents aussi graves et aussi variés a dû nécessairement provoquer la sollicitude d'un grand nombre de personnes et fixer l'attention des praticiens. Il serait donc permis de croire que la thérapeutique est en mesure de lui opposer des remèdes puissants et d'une fidélité reconnue. Nous dirons avec regret qu'il n'en est pas ainsi : le traitement de l'obésité reste encore aujourd'hui, comme ses causes, dans le vague et l'incertitude. Bien qu'on ait essayé de revêtir d'une apparence scientifique la série de moyens à employer sous cette formule, « introduire dans l'économie » moins qu'elle ne dépense; en d'autres termes, prescrire une » diète plus ou moins rigoureuse, et favoriser les évacuations » naturelles au moyen des purgatifs, diurétiques, diaphoréti-» ques, etc., » nous devons dire que l'expérience est loin de sanctionner une pareille méthode.

La diète est généralement mal supportée, et l'usage prolongé des évacuants, sous quelque forme qu'on les emploie, s'il ne détermine pas des symptômes d'inflammation, finit par amener un affaiblissement progressif, parfois assez considérable, et souvent sans que l'action paraisse porter d'une manière appréciable sur l'appareil graisseux.

A ce mode général de médication, on a proposé de substituer l'action de certains agents spéciaux : c'est ainsi qu'à différentes époques on a préconisé les acides, les alcalins, l'iode et ses composés, etc. ; quel avantage en a-t-on recueilli? Les acides ont souvent déterminé des accidents graves du côté de l'estomac, et, dans ce cas, la diminution obtenue n'a pu être considérée que comme un amaigrissement morbide. L'iode n'a pas été beaucoup plus heureux : son action bien connue sur les glandes qu'il atrophie, jointe à ses propriétés toxiques, fera toujours hésiter le médecin prudent sur son emploi, surtout aux doses nécessaires pour arriver à l'amaigrissement. Les alcalins n'ont pas les mêmes inconvénients, et l'on a vu quelquefois la graisse diminuer par leur usage ; mais leur action est loin d'être constante, et trop souvent ils sont restés insuffisants pour que l'on puisse compter sur leur influence.

Je ne parle pas ici de la saignée, qui est cependant le moyen de déperdition le plus énergique pour l'économie, parce que les évacuations sanguines iraient contrairement au but qu'on se propose : la saignée répétée dispose ordinairement à l'embonpoint ; j'en ai recueilli, il y a quelques années, une preuve fort remarquable chez une jeune dame de la rue Sainte-Croix de la Bretonnerie, que j'ai saignée dix fois pendant le cours d'une grossesse, dans l'unique but de lui éviter une nouvelle fausse couche ; cette personne a mis au monde une fille d'un poids exceptionnel, tout en prenant elle-même un embonpoint marqué.

Nous n'avons, on le voit, que bien peu de moyens pour combattre l'obésité. Si donc, comme mes expériences semblent me permettre de l'espérer, le *fucus vesiculosus* exerce sur le développement de la graisse l'influence que j'ai indiquée, je croirai avoir fait une chose utile en signalant les propriétés de cette plante, qu'il nous faut maintenant étudier avec quelque détail.

2° DU FUCUS VESICULOSUS.

Botanique. — Le rappel des caractères extérieurs du fucus vesiculosus est d'autant plus indispensable qu'il appartient à cette nombreuse et intéressante famille des *fucacés,* à laquelle l'agriculture, l'alimentation, les arts industriels et même la médecine, empruntent déjà tant de sujets utiles. Cette famille compte par centaines ses différentes variétés, et la plupart d'entre elles sont loin d'avoir pour nous la même importance au double point de vue de leurs éléments constitutifs ou de leur défaut d'action sur l'économie.

Les anciens ont connu le fucus vesiculosus, mais ils ne nous en ont laissé qu'une description incomplète. Pline le désigne sous le nom de *chêne marin,* et quelques caractères qu'il lui attribue l'ont fait confondre par certains auteurs avec une autre espèce, la *laitue marine,* qui paraît être le *fucus tremella lactuca* de Gmélin. On le trouve en abondance sur les côtes de l'Océan et de la Méditerranée; cette plante adhère aux rochers par un pédicule s'élargissant en une fronde membraneuse, plusieurs fois ramifiée, pourvue d'une nervure médiane très-proéminante et de vésicules aériennes sphériques ou ovales.

Sa hauteur est de 30 à 40 centimètres; sa largeur est extrêmement variable; elle peut ne pas dépasser celle d'un doigt ordinaire, comme atteindre celle de la paume de la main et même aller au delà : de couleur verdâtre à l'état frais, elle devient d'un noir foncé quand elle est complétement desséchée; elle exhale une odeur marine très-désagréable, surtout si on la laisse à l'humidité; sa saveur est nauséeuse et saumâtre.

Chimie organique, formes médicamenteuses. — On a reconnu que le fucus vesiculosus renferme du chlorure de sodium, du sulfate de soude, du sulfate de chaux, une matière mucilagineuse jouissant des propriétés de la *pectine,* de l'*iode ;* ce même fucus, réduit en charbon dans un creuset fermé, donne ce qu'on a appelé l'*éthiops végétal*, qu'on sait exhaler une forte odeur hépatique. Roussel le conseillait contre le goître et autres engorgements bien avant la découverte de l'iode par Courtois.

Le fucus vesiculosus, convenablement desséché, se pulvérise facilement; sa poudre est d'un vert sale; distillé avec l'eau, il abandonne une matière oléagineuse d'une odeur nauséabonde, et qui, reprise avec l'éther, nous a fourni une huile verte que nous n'avons pas encore suffisamment expérimentée.

Il y a différentes manières d'enlever au fucus ses principes actifs, et je dois à l'obligeance de MM. Dublanc père et fils, Dausse aîné, Boyer, et surtout aux persévérantes recherches de M. Boille, d'avoir pu juger des meilleurs procédés d'extraction.

Bien que toute la plante puisse être utilisée, il est bon de savoir que les tiges et les ramuscules contiennent très-peu de principes actifs.

On prépare avec le fucus une décoction à saveur piquante et marécageuse que quelques personnes boivent sans répugnance, que le plus grand nombre repoussent, et dont on peut faire usage entre et pendant les repas (10 à 20 gr. par litre d'eau).

Je le prescris ordinairement sous forme pilulaire. Mes premiers essais ont été faits avec la poudre. Depuis plus d'un an, j'ai dû lui substituer l'extrait hydro-alcoolique, dont j'obtiens des résultats plus rapides et plus réguliers. Chaque pilule a renfermé jusqu'ici 0,05 d'extrait; mais cette dose est évidemment trop faible; on peut sans inconvénient la tripler , et même aller au-delà.

Ce remède doit être pris de préférence le matin , à jeun. J'ai déjà plusieurs fois constaté que les personnes qui font en même temps usage de la décoction et des pilules obtiennent un résultat plus favorable.

La dose d'extrait de fucus peut s'élever graduellement jusqu'à 3 ou 4 grammes par jour, sans le moindre inconvénient.

L'emploi du fucus ne réclame aucun changement dans le régime habituel. J'ai toujours laissé les personnes manger au gré de leur appétit; et à part l'abus des farineux , de la bière , des bains prolongés, d'une vie trop sédentaire, qu'il est toujours convenable d'éviter, je n'ai jamais imposé de privations sérieuses.

Action sur l'organisme.—L'introduction du fucus vesiculosus dans la pratique médicale ne date pas de ces derniers temps. Pline raconte qu'à Rome cette plante, qu'il désigne sous le nom de *quercus marina,* était souvent employée pour combattre les douleurs de goutte , et, s'il faut l'en croire, ce n'était pas sans succès. Il est probable que, dans ce cas, on s'en servait comme topique et seulement à l'extérieur. Depuis, les propriétés curatives du fucus vesiculosus tombent dans l'oubli, et l'on arrive jusqu'au dix-huitième siècle pour les voir invoquer de nouveau. Plusieurs médecins dont le nom a fait autorité, Gaubius, Annel, Baster, ont prescrit avec succès, *intùs et extrà,* le fucus vesiculosus contre les scrofules, le goître, certains engorgements lymphatiques. On a même essayé son emploi pour combattre des tumeurs squirrheuses. La découverte de l'iode , auquel on a attribué l'influence favorable exercée par le fucus, a eu pour conséquence l'abandon de cette plante que nous croyons appelée à rendre d'importants services.

Les organes digestifs tolèrent volontiers le fucus, même à doses élevées, et quelle que soit sa forme médicamenteuse; à part un peu de pesanteur épigastrique et quelques coliques sourdes et passagères chez des personnes mal disposées ou d'une irritabilité exceptionnelle, je n'ai eu à constater aucun désordre qui puisse lui être attribué.

L'action du fucus sur l'économie est des plus faciles à constater. Après quelque temps de son usage, on se sent plus léger, plus dispos; l'estomac fonctionne avec plus de rapidité, et l'heure des repas est plus impatiemment attendue. Les flatuosités diminuent, puis disparaissent chez ceux qui en éprouvaient habituellement. Le travail de la digestion cesse d'être accompagné de l'animation du visage, de plénitude, de pesanteur à la région épigastrique, de bouffées de chaleur vers la tête. Cette apparente surexcitation organique n'empêche pas le calme du système nerveux.

Ce n'est qu'après deux ou trois septénaires que l'on commence à observer des phénomènes spéciaux et caractéristiques ; les urines deviennent généralement plus abondantes et commencent à offrir à leur surface cette couche ou pellicule nacrée que j'ai signalée dès le début de ce travail. C'est à partir de ce moment que se manifestent les propriétés fondantes du fucus, et que se montrent les premiers signes d'amaigrissement. Ce résultat, que certaines personnes attendent avec une si grande impatience, se prononce chaque jour davantage, et bien que variable dans ses degrés, ne m'a jamais fait défaut.

Ces différents phénomènes nous montrent donc dans le *fucus vesiculosus* un véritable stimulant des facultés absorbantes, concentrant principalement son action sur les cellules graisseuses. L'amaigrissement qu'il détermine ne se produit pas toujours d'une manière uniforme ; je l'ai vu se limiter à certaines régions isolées, qui sont presque toujours alors celles où le tissu graisseux s'est accumulé avec le plus d'abondance. Ainsi, chez l'un, c'est la poitrine; chez un autre, l'abdomen ; chez un troisième, la nuque et la partie supérieure des épaules.

Mais à l'amaigrissement ne se bornent pas les propriétés résolutives du fucus : plusieurs observations me semblent démontrer qu'elles pourraient encore être utilisées dans certains cas d'infiltration intra ou sous-cutanée, d'hydropisie passive, de bronchorrhée, de goutte atonique, compliquée d'empâtements articulaires, etc. Gardons-nous toutefois d'anticiper sur des résultats thérapeutiques qui sont encore du domaine de l'avenir, et que des expériences répétées et suivies avec l'attention la plus scrupuleuse peuvent seules démontrer et mettre en évidence.

Qu'il nous suffise pour aujourd'hui de reconnaître dans le fucus un *fondant* d'une incontestable énergie, dont les propriétés thérapeutiques avaient échappé jusqu'ici à l'attention des observateurs, et qui sont d'une application d'autant plus précieuse et plus facile qu'elles se rencontrent dans une plante fort répandue, à notre proximité pour tous, peu coûteuse et d'un emploi d'autant plus commode que son usage ne réclame aucune modification dans le régime ni les habitudes.

Si, maintenant, on se demande comment agit le fucus, quels sont, des divers principes qui le constituent, ceux auxquels revient la plus large part de ses facultés modificatrices, on se place en présence d'un problème d'une solution difficile. Quel rôle joue soit le principe iodé, soit la matière mucilagineuse ou pectiniforme, soit les principes alcalins, soit enfin cette espèce d'huile extractive déjà signalée par quelques-uns de ceux qui ont analysé le fucus? Ce sont autant de questions que le temps éclaircira sans doute, mais qui restent encore entourées d'une épaisse obscurité. D'après nos observations, il semble que l'action soit due à la réunion de plusieurs des principes qui constituent la plante, sinon de tous ses éléments.

Faits pratiques. — Obs. I. M. G..., âgé de soixante-six ans, 5, rue Chabannais, affecté depuis longues années d'un esthiomène ulcéreux du visage, dont les médications les plus variées et les plus énergiques n'ont pu complétement triompher jusqu'à ce jour, m'ayant témoigné le désir de chercher dans le *fucus vesiculosus* un nouveau moyen de soulagement et de modification, eut d'abord recours à la décoction et plus tard aux pilules (poudre et extrait), dont il prit jusqu'à 20 par jour. Ce traitement fut suivi deux mois sans interruption, puis suspendu et repris de nouveau durant deux mois encore.

Voici quels ont été les résultats :

« Tant que j'ai fait usage du fucus, m'écrit M. G..., je n'ai ressenti ni maux de tête, ni irritation à la gorge, ni fatigue à l'estomac ou aux intestins.

» J'ai observé que l'action du fucus sur les muqueuses et les glandes sébacées est très-prononcée ; que les parties sécrètent beaucoup d'eau se consolidant à l'air, mais que les croûtes qui en résultent s'amollissent et disparaissent par des lotions à l'eau tiède ; que les transpirations sont plus actives, les urines plus abondantes : ces dernières restent généralement un peu rouges et chargées d'une matière blanchâtre et glaireuse. Sous l'action de ce médicament, ajoute M. G..., le visage s'éclaircit, la santé générale devient parfaite. »

Cette dernière phrase, qui semble friser l'enthousiasme, dénote pour le moins l'entière innocuité du fucus, et elle mérite d'autant mieux d'être signalée que M. G... n'a malheureusement retiré de l'usage de cette plante aucune amélioration pour sa dartre ulcéreuse. Ce que nous avons à noter dans cette observation, c'est l'action fondante du fucus qui se révèle à la fin de la lettre : « car, dit en terminant M. G..., avant de commencer chaque traitement, qui a duré de 60 à 70 jours, j'ai eu le soin de me peser, et j'ai constamment trouvé après le traitement, soit par la tisane, soit par les pilules, une diminution de douze à quinze livres. »

OBS. II. — Un exemple plus remarquable encore d'amaigrissement m'a été fourni par M. Ch. D..., rue Beautreillis, 23. Chez cette personne le *fucus* a été prescrit dans le but unique de combattre une pléthore graisseuse devenue gênante.

Voici ce que m'écrivait M. D... le 28 mars 1859 :

« Je viens vous faire connaître les bons résultats que j'ai obtenus du *fucus vesiculosus*, dont vous m'avez conseillé l'usage vers le mois de janvier 1858.

» J'étais avant cette époque enclin à une obésité qui menaçait de devenir inquiétante pour ma santé, car elle était telle que j'éprouvais de grandes difficultés dans mes digestions et de très-fortes lassitudes sans cause appréciable.

» Aujourd'hui, grâce à votre traitement, que j'ai suivi, à part quelques légers intervalles, depuis janvier jusqu'à ce jour, je me sens plus dispos, plus léger, et je me trouve dans une amélioration de santé complète. Je n'éprouve plus de digestions pénibles, et j'ai remarqué que le sentiment de fatigue disparaissait aussitôt que je reprenais l'usage du fucus ; à cela d'ailleurs ne se bornent pas les améliorations que j'ai éprouvées, car au bout de trois mois de traitement j'ai constaté en poids une diminution de 30 livres sans qu'il se fût manifesté aucun dérangement dans ma santé générale. »

Cette observation est des plus concluantes, et suffirait à elle seule pour mettre en évidence les propriétés résolutives du *fucus vesiculosus*. J'avoue même que de prime abord je me montrai disposé à croire à quelque exagération dans les résultats annoncés, et ce ne fut qu'après en avoir conferé sérieusement avec M. D... et appelé son attention sur les diverses circonstances de son traitement, que je n'hésitai plus à admettre les termes de sa lettre.

Obs. III. — M. le marquis de ...., avenue Montaigne, a fait usage, pendant deux mois, des pilules de fucus pour combattre un état de corpulence marquée et devenue gênante. Cette personne en prenait dix par jour, ce qui équivaut à deux grammes de poudre ; il en est résulté une diminution sensible dans l'embonpoint (5 à 6 kilog.), et circonstance curieuse à noter, c'est principalement à la nuque, ainsi qu'à la partie supérieure des épaules, régions où le tissu adipeux s'était surtout accumulé, que l'action fondante s'est exercée.

Obs. IV. — Un nouvel exemple d'amaigrissement limité et circonscrit m'a été offert par M. L..., entrepreneur de bâtiments à Choisy-le-Roi. D'un tempérament sanguin, de taille au-dessous de la moyenne, d'une corpulence prononcée, M. L... se plaignait d'étouffements, de palpitations, d'une continuelle tendance au sommeil, de fréquents étourdissements : ce dernier symptôme était celui qui le préoccupait le plus, en raison de sa profession. L'usage du fucus (tisane et pilules) a fait en quelques mois presque entièrement disparaître ces différents malaises, et l'amaigrissement s'est particulièrement manifesté au cou, aux épaules, et à la partie supérieure du thorax.

A ces quatre observations, qui seules faisaient partie du Mémoire présenté à l'Institut et à l'Académie de médecine, il m'est aujourd'hui facile de joindre d'autres faits qui ne peuvent qu'étendre et compléter l'idée qu'on doit se faire des propriétés fondantes du fucus vesiculosus.

Je citerai donc, comme Ve Observation, celle de madame ..., habitant le Jura. Cette dame, à l'époque où elle me consulta, offrait l'état suivant :

« Age critique; tempérament éminemment nerveux. Obésité remontant à plusieurs années et parvenue au point de rendre la marche fort difficile, de provoquer des étourdissements, de continuelles palpitations; le visage était habituellement couvert de rougeurs couperosées dont la vivacité augmentait constamment après le repas, tel léger qu'il fût et exempt de tout mets excitant : l'impressionnabilité était si fâcheusement développée que le moindre choc physique ou moral provoquait immédiatement un redoublement de palpitations, souvent même une tendance à la syncope. »

Ces conditions, déjà si pénibles, étaient en outre aggravées par des pertes utérines incessantes occasionnées par la présence d'un polype muqueux enté sur la lèvre antérieure du col, et dont l'ablation a amené l'immédiate suppression des hémorrhagies. Après avoir opposé à ces différents désordres le sirop de digitale, la solution de pyrophosphate de fer et de soude, je prescrivis les pilules de fucus vesiculosus. Leur usage procura, au bout de quelques mois, une amélioration marquée, ainsi qu'un amaigrissement prononcé. La lettre n'indique pas d'ailleurs les différences de poids avant et après l'usage du fucus; cette lacune est regrettable : seulement, on fait connaître la disparition des rougeurs du visage, l'éloignement et la diminution des palpitations; en un mot, plus de confiance dans l'avenir.

Je terminerai cet exposé par deux observations recueillies l'année dernière sur deux personnages russes.

Le premier; homme gros et court, vivant retiré à la campagne, et usant largement des plaisirs de la table, avait fini par acquérir un énorme embonpoint. Lors de sa première visite, il eut toutes les peines du monde à gravir les quelques marches de mon entre-sol, et, à peine assis, manifesta le désir de fumer une cigarette de stramonium, moyen qui lui servait à calmer son oppression. Mis à l'usage des pilules de fucus, il en obtint un soulagement remarquable et assez rapide : au bout de trois semaines, il montait sans reprendre haleine ses trois étages de la rue de l'Arcade, 13. L'œil ne pouvait cependant encore constater de diminution sensible dans l'état d'obésité. Conduit chez M. Charrière pour lui faire prendre mesure d'un appareil suspenseur de l'abdomen, nous constatâmes un poids de 157 kilogrammes.

J'ai regretté qu'un événement de famille l'eût forcé de quitter Paris beaucoup plus tôt qu'il ne se l'était proposé, et soit venu couper court à cette intéressante observation.

Le second personnage est M. le comte K..., ancien général de cavalerie, grand et fort, pesant 160 kilogrammes.

Mais, cette dernière observation n'a pour nous qu'une importance très-secondaire, attendu que le malade s'est refusé à suivre avec la persévérance nécessaire l'usage du fucus vesiculosus : la crainte de voir reparaître la diarrhée dont il avait souffert durant plusieurs mois, l'année précédente, à la suite d'une saison d'eaux minérales purgatives, lui faisait suspendre le fucus aussitôt qu'il ressentait quelques légères coliques et voyait les évacuations perdre de leur consistance habituelle.

Quelques essais lui avaient néanmoins procuré plus de facilité dans la marche, une diminution notable dans le sentiment de pesanteur ou plénitude épigastrique, des digestions moins laborieuses : j'ai dû regretter que l'excellent général, qui me paraît aussi remarquable par son érudition que par sa haute taille et sa corpulence exceptionnelle, se soit obstiné à voir dans le fucus vesiculosus, contrairement à l'évidence des faits observés, un remède d'une activité dangereuse et dont l'emploi devrait être entouré des plus grandes précautions.

Les faits que je viens d'exposer me paraissent suffisants pour éclairer le lecteur sur les propriétés du *fucus vesiculosus,* il serait donc superflu d'ajouter de nouvelles observations.

Qu'on veuille bien, toutefois, me permettre de clore ce travail en rappelant une circonstance dans laquelle le fucus a paru exercer sur les fonctions absorbantes une action fort remarquable.

Il s'agit de M. Ligeon, ancien traiteur, boulevard Pigale, 62. Cet homme, affecté depuis plusieurs années d'une hypertrophie du ventricule droit, dont aucun traitement n'avait pu enrayer la marche fatale, s'était trouvé pris assez brusquement d'une infiltration séreuse générale : le péritoine, la tunique vaginale, le tissu cellulaire intra et sous-cutané, furent envahis et distendus par la sérosité, à ce point de provoquer un état de suffocation presque continuelle; la sécrétion urinaire était à peu près supprimée. Quelques mouchetures faites aux cuisses et sur les jambes livraient bien passage à une certaine quantité de sérum, mais cet écoulement était insuffisant; plusieurs piqûres s'étaient enflammées, et comme nous étions aux prises avec les chaleurs tropicales qui ont signalé l'été de 1859, je n'osai pas les multiplier davantage, et je tentai l'emploi du fucus. Le malade le prit d'abord en décoction, plus tard en pilules, et dès la fin du premier septénaire, sans que les mouchetures coulassent davantage, le cours des urines commença à se rétablir, et en moins de quatre semaines on vit presque entièrement disparaître l'énorme collection séreuse que j'ai signalée. Chacun de crier au miracle; je fus moi-même surpris d'un pareil résultat. L'amélioration obtenue persista plusieurs mois; le malade put reprendre ses petites excursions quotidiennes; mais, à la fin de la saison, les mêmes accidents se renouvelèrent; les forces s'étaient d'ailleurs considérablement affaiblies. Le malade finit par succomber vers le milieu d'octobre.

Dans ce fait si remarquable de résorption séreuse, je n'oserais affirmer qu'il y ait eu autre chose qu'une singulière coïncidence. J'ai cru devoir le rapporter ici; le lecteur appréciera sa valeur pratique.

Reste une dernière question, celle qui a trait au choix du fucus. Ce choix est ici de la plus haute importance pour la fidélité des résultats à constater dans les expériences comparatives. Nous savons que le fucus vesiculosus fait partie d'une famille qui compte ses variétés par centaines ; que beaucoup de ces espèces sont peu actives et la plupart des autres tout à fait nulles au point de vue thérapeutique ; il est donc indispensable de ne pas perdre de vue les caractères botaniques du véritable fucus vesiculosus que j'ai donnés au début de ce travail.

L'oubli de ce précepte exposerait à des déceptions journalières, et c'est pour l'avoir méconnu que j'ai vu plusieurs personnes perdre leur temps dans de longues et inutiles épreuves.

C'est ainsi qu'un malade qui se plaignait d'avoir pris sans résultat, pendant plus de trois mois, de notables quantités du fucus que je lui avais indiqué, m'apporta, comme preuve de son assertion, un sac de *varech* à paillasse, comme en emploient les tapissiers. Je n'ignore pas la difficulté qu'on éprouve, même à Paris, à se procurer le fucus vesiculosus; il m'a été plusieurs fois offert, sous ce nom, dans des maisons justement renommées, du *fucus nodosus*, qui est loin d'avoir la même activité, et qui fournit à peine à l'analyse le vingtième des produits qu'on obtient de parties égales de fucus vesiculosus.

Une pareille lacune dénote plutôt l'insouciance que l'ignorance des personnes chargées de ces sortes d'approvisionnements; on sait le fucus fort répandu sur les côtes de notre littoral : sa conservation réclame quelques précautions faciles pour éviter la fermentation; la poudre et les extraits, quel que soit le procédé pour les obtenir, demandent à être tenus au sec et dans des vases hermétiquement fermés.

Rien ne peut donc arrêter maintenant ceux de nos honorables confrères qui désireront se livrer à des expériences sur le

fucus vesiculosus : c'est la meilleure critique à faire des résul·
tats que je viens de signaler, et le plus sûr moyen de vulgariser,
s'il y a lieu, l'usage d'un remède facile dans son emploi, et qui
me paraît appelé à résoudre, du moins en grande partie, l'im-
portant problème de faire maigrir, tout en conservant la santé.

CONCLUSIONS. — 1° L'obésité est une infirmité grave et une
cause permanente de maladies qui peuvent compromettre l'existence ;

2° Le *fucus vesiculosus* exerce sur la pléthore graisseuse une
action évidente et généralement favorable ;

3° L'emploi de ce médicament est toujours sans danger et
n'exige aucun changement dans les habitudes ordinaires ;

4° Il est très-probable que l'utilité du *fucus vesiculosus* s'éten-
dra à plusieurs autres affections.

NOTA. — Ce Mémoire a été publié dans les numéros des 13 et 15
février 1862 de la *Gazette des hôpitaux* ; les exigences de la rédaction
ayant entraîné la suppression de plusieurs paragraphes, l'auteur a
cru qu'il était de l'intérêt de son sujet de les rétablir ici et d'offrir au
lecteur le texte complet du travail déposé.

www.ingramcontent.com/pod-product-compliance
Ingram Content Group UK Ltd.
Pitfield, Milton Keynes, MK11 3LW, UK
UKHW020113100726
13658UKWH00005B/2142